LA DIETA CHETOGENICA 2021

DELIZIOSE RICETTE PER LA VOSTRA COLAZIONE PER
PERDERE PESO

VALENTINA BIANCHI

Sommario

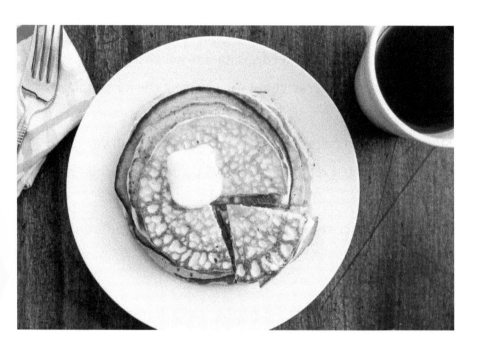

introduzione

Vuoi dare una svolta alla tua vita?

Vuoi diventare una persona più sana che può godere di una vita nuova e migliore? Allora sei decisamente nel posto giusto. Stai per scoprire una dieta meravigliosa e molto sana che ha cambiato milioni di vite.

Stiamo parlando della dieta chetogenica, uno stile di vita che ti ipnotizzerà e che ti renderà una nuova persona in pochissimo tempo.

Quindi, sediamoci, rilassiamoci e scopriamo di più sulla dieta chetogenica.

Una dieta cheto è perfetta per perdere peso. Durante questa dieta, il tuo corpo produce chetoni nel fegato e questi vengono utilizzati come energia.

Il tuo corpo produrrà meno insulina e glucosio e verrà indotto uno stato di chetosi.

La chetosi è un processo naturale che si manifesta quando la nostra assunzione di cibo è inferiore al normale. Il corpo si adatterà presto a questo stato e quindi potrai dimagrire in pochissimo tempo ma diventerai anche più sano e miglioreranno le tue prestazioni fisiche e mentali.

I tuoi livelli di zucchero nel sangue miglioreranno e non sarai predisposto al diabete.

Inoltre, l'epilessia e le malattie cardiache possono essere prevenute se si segue una dieta chetogenica.

Il tuo colesterolo migliorerà e ti sentirai benissimo in men che non si dica.

Come ti sembra?

Una dieta chetogenica è semplice e facile da seguire a patto di seguire alcune semplici regole. Non è necessario apportare grossi cambiamenti, ma ci sono alcune cose che dovresti sapere.

Quindi, ecco qui!

L'elenco degli alimenti che puoi mangiare durante una dieta cheto è permissivo e ricco come puoi vedere tu stesso.

Quindi, pensiamo che dovrebbe essere abbastanza facile per te iniziare una dieta del genere.

Se hai già fatto questa scelta, allora è ora di controllare la nostra straordinaria raccolta di ricette cheto.

In questa guida scoprirai 50 delle migliori ricette chetogeniche per la colazione al mondo e presto sarai in grado di realizzare ognuna di queste ricette.

Ora iniziamo il nostro magico viaggio culinario!

Stile di vita chetogenico ... arriviamo!

Godere!

Ricette chetogeniche per la colazione

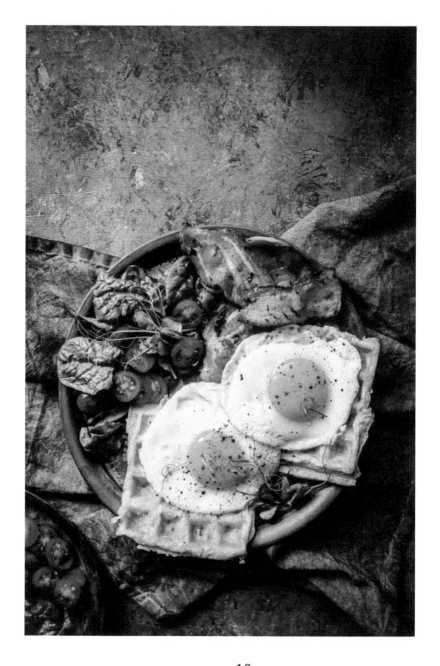

Uova strapazzate

Hanno un sapore delizioso!

Tempo di preparazione: 10 minuti

Tempo di cottura: 10 minuti

Porzioni: 1

Ingredienti:

- 4 funghi porcini, tritati
- 3 uova, sbattute
- Sale e pepe nero qb
- 2 fette di prosciutto, tritate
- ¼ di tazza di peperone rosso, tritato
- ½ tazza di spinaci, tritati
- 1 cucchiaio di olio di cocco

Indicazioni:

1. Scaldare una padella con metà dell'olio a fuoco medio, aggiungere i funghi, gli spinaci, il prosciutto e il peperone, mescolare e cuocere per 4 minuti.
2. Riscaldare un'altra padella con il resto dell'olio a fuoco medio, aggiungere le uova e farle strapazzare.
3. Aggiungere le verdure e il prosciutto, sale e pepe, mescolare, cuocere per 1 minuto e servire.

Godere!

Nutrizione: calorie 350, grassi 23, fibra 1, carboidrati 5, proteine 22

Deliziosa Frittata

Prova una frittata di keto oggi! È così gustoso!

Tempo di preparazione: 10 minuti

Tempo di cottura: 1 ora

Porzioni: 4

Ingredienti:

- 9 once di spinaci
- 12 uova
- Peperoni da 1 oncia
- 1 cucchiaino di aglio, tritato
- Sale e pepe nero qb
- 5 once di mozzarella, sminuzzata
- ½ tazza di parmigiano grattugiato
- ½ tazza di ricotta
- 4 cucchiai di olio d'oliva
- Un pizzico di noce moscata

Indicazioni:

1. Spremere il liquido dagli spinaci e metterli in una ciotola.
2. In un'altra ciotola, mescolare le uova con sale, pepe, noce moscata e aglio e sbattere bene.

3. Aggiungere gli spinaci, il parmigiano e la ricotta e mescolare di nuovo bene.

4. Versare il tutto in una padella, cospargere di mozzarella e peperoni, introdurre in forno e infornare a 375 gradi per 45 minuti.

5. Lasciar raffreddare la frittata per qualche minuto prima di servirla.

Godere!

Nutrizione: calorie 298, grassi 2, fibre 1, carboidrati 6, proteine 18

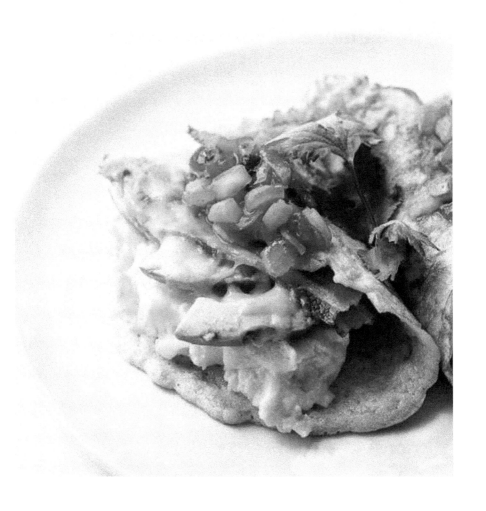

Salmone Affumicato Colazione

Ti sorprenderà con il suo gusto!

Tempo di preparazione: 10 minuti

Tempo di cottura: 10 minuti

Porzioni: 3

Ingredienti:

- 4 uova sbattute
- ½ cucchiaino di olio di avocado
- 4 once di salmone affumicato, tritato
- *Per la salsa:*
- 1 tazza di latte di cocco
- ½ tazza di anacardi, ammollati, scolati
- ¼ di tazza di cipolle verdi, tritate
- 1 cucchiaino di aglio in polvere
- Sale e pepe nero qb
- 1 cucchiaio di succo di limone

Indicazioni:

1. Nel tuo frullatore, mescola gli anacardi con il latte di cocco, l'aglio in polvere e il succo di limone e mescola bene.

2. Salate, pepate e le cipolle verdi, frullate ancora bene, trasferite in una ciotola e tenete per ora in frigo.
3. Riscaldare una padella con l'olio a fuoco medio-basso, aggiungere le uova, sbattere un po 'e cuocere fino a quando non saranno quasi pronte
4. Introdurre nella griglia preriscaldata e cuocere fino a quando le uova non si saranno solidificate.
5. Dividere le uova nei piatti, guarnire con il salmone affumicato e servire con sopra la salsa di cipolle verdi.

Godere!

Nutrizione: calorie 200, grassi 10, fibre 2, carboidrati 11, proteine 15

Delizia Di Feta E Asparagi

Questi elementi si combinano molto bene!

Tempo di preparazione: 10 minuti

Tempo di cottura: 25 minuti

Porzioni: 2

Ingredienti:

- 12 lance di asparagi
- 1 cucchiaio di olio d'oliva
- 2 cipolle verdi, tritate
- 1 spicchio d'aglio, tritato
- 6 uova
- Sale e pepe nero qb
- ½ tazza di formaggio feta

Indicazioni:

1. Riscaldare una padella con un po 'd'acqua a fuoco medio, aggiungere gli asparagi, cuocere per 8 minuti, scolare bene, tritare 2 lance e riservare il resto.
2. Scaldare una padella con l'olio a fuoco medio, aggiungere l'aglio, gli asparagi e le cipolle tritate, mescolare e cuocere per 5 minuti.

3. Aggiungere le uova, il sale e il pepe, mescolare, coprire e cuocere per 5 minuti.

4. Disporre gli asparagi interi sulla frittata, spolverare di formaggio, introdurre in forno a 350 gradi e cuocere per 9 minuti.

5. Dividete tra i piatti e servite.

Godere!

Nutrizione: calorie 340, grassi 12, fibre 3, carboidrati 8, proteine 26

Uova speciali per la colazione

Questa è davvero la migliore ricetta di uova di keto che tu possa mai provare!

Tempo di preparazione: 10 minuti

Tempo di cottura: 4 minuti

Porzioni: 12

Ingredienti:

- 4 bustine di tè
- 4 cucchiai di sale
- 12 uova
- 2 cucchiai di cannella
- 6-anice stellato
- 1 cucchiaino di pepe nero
- 1 cucchiaio di pepe in grani
- 8 tazze d'acqua
- 1 tazza di salsa tamari

Indicazioni:

1. Mettere l'acqua in una pentola, aggiungere le uova, portarle a ebollizione a fuoco medio e cuocere fino a quando saranno sode.
2. Raffreddali e rompili senza sbucciarli.

3. In una pentola capiente, mescolare l'acqua con le bustine di tè, sale, pepe, pepe in grani, cannella, anice stellato e salsa tamari.

4. Aggiungere le uova spezzate, coprire la pentola, portare a ebollizione a fuoco basso e cuocere per 30 minuti.

5. Gettare le bustine di tè e cuocere le uova per 3 ore e 30 minuti.

6. Lasciate raffreddare le uova, sbucciatele e servitele per colazione.

Godere!

Nutrizione: calorie 90, grassi 6, fibre 0, carboidrati 0, proteine 7

Uova Al Forno In Avocado

Sono così deliziosi e hanno anche un bell'aspetto!

Tempo di preparazione: 10 minuti

Tempo di cottura: 20 minuti

Porzioni: 4

Ingredienti:

- 2 avocado, tagliati a metà e snocciolati
- 4 uova
- Sale e pepe nero qb
- 1 cucchiaio di erba cipollina tritata

Indicazioni:

1. Raccogli un po 'di polpa dalle metà dell'avocado e disponile in una pirofila.
2. Rompi un uovo in ogni avocado, condisci con sale e pepe, mettili in forno a 425 gradi e inforna per 20 minuti.
3. Cospargere di erba cipollina alla fine e servire a colazione!

Godere!

Nutrizione: calorie 400, grassi 34, fibre 13, carboidrati 13, proteine 15

Gamberetti E Pancetta Affumicata Prima Colazione

Questa è un'idea perfetta per la colazione!

Tempo di preparazione: 10 minuti

Tempo di cottura: 15 minuti

Porzioni: 4

Ingredienti:

- 1 tazza di funghi, affettati
- 4 fette di pancetta, tritate
- 4 once di salmone affumicato, tritato
- 4 once di gamberetti, sgusciati
- Sale e pepe nero qb
- ½ tazza di crema al cocco

Indicazioni:

1. Riscaldare una padella a fuoco medio, aggiungere la pancetta, mescolare e cuocere per 5 minuti.
2. Aggiungere i funghi, mescolare e cuocere per altri 5 minuti.
3. Aggiungere il salmone, mescolare e cuocere per 3 minuti.
4. Aggiungere i gamberi e cuocere per 2 minuti.

5. Aggiungere sale, pepe e crema di cocco, mescolare, cuocere per 1 minuto, togliere dal fuoco e dividere tra i piatti.

Godere!

Nutrizione: calorie 340, grassi 23, fibra 1, carboidrati 4, proteine 17

Deliziosa colazione messicana

Prova oggi una colazione messicana chetogenica!

Tempo di preparazione: 10 minuti

Tempo di cottura: 30 minuti

Porzioni: 8

Ingredienti:

- ½ tazza di salsa enchilada
- 1 libbra di maiale, macinata
- 1 libbra di chorizo, tritato
- Sale e pepe nero qb
- 8 uova
- 1 pomodoro, tritato
- 3 cucchiai di burro chiarificato
- ½ tazza di cipolla rossa, tritata
- 1 avocado, snocciolato, sbucciato e tritato

Indicazioni:

1. In una ciotola, mescolare il maiale con il chorizo, mescolare e distribuire su uno stampo da forno foderato.

2. Spalmare sopra la salsa di enchilada, introdurre in forno a 350 gradi F e infornare per 20 minuti.

3. Riscaldare una padella con il burro chiarificato a fuoco medio, aggiungere le uova e farle strapazzare bene.
4. Sfornare il composto di maiale e spalmare sopra le uova strapazzate.
5. Cospargere di sale, pepe, pomodoro, cipolla e avocado, dividere tra i piatti e servire.

Godere!

Nutrizione: calorie 400, grassi 32, fibre 4, carboidrati 7, proteine 25

Torta Deliziosa Colazione

Fai attenzione e impara a preparare questa ottima colazione in pochissimo tempo!

Tempo di preparazione: 10 minuti

Tempo di cottura: 45 minuti

Porzioni: 8

Ingredienti:

- ½ cipolla tritata
- 1 crosta di torta
- ½ peperone rosso, tritato
- ¾ libbra di manzo, macinato
- Sale e pepe nero qb
- 3 cucchiai di condimento per taco
- Una manciata di coriandolo, tritato
- 8 uova
- 1 cucchiaino di olio di cocco
- 1 cucchiaino di bicarbonato di sodio
- Salsa di mango per servire

Indicazioni:

1. Riscaldare una padella con l'olio a fuoco medio, aggiungere il manzo, cuocere fino a quando non

diventa dorato e si mescola con sale, pepe e condimento per taco.

2. Mescolate ancora, trasferite in una ciotola e lasciate da parte per ora.

3. Riscaldare di nuovo la padella a fuoco medio con il sugo di cottura della carne, aggiungere cipolla e peperone, mescolare e cuocere per 4 minuti.

4. Aggiungere le uova, il bicarbonato di sodio e un po 'di sale e mescolare bene.

5. Aggiungere il coriandolo, mescolare di nuovo e togliere dal fuoco.

6. Distribuire il mix di manzo in crosta di torta, aggiungere il mix di verdure e distribuire sulla carne, introdurre in forno a 350 gradi F e cuocere per 45 minuti.

7. Lasciare raffreddare un po 'la torta, affettarla, dividerla tra i piatti e servire con sopra la salsa di mango.

Godere!

Nutrizione: calorie 198, grassi 11, fibre 1, carboidrati 12, proteine 12

La colazione saltata in padella

Ti consigliamo di provare questa colazione cheto il prima possibile!

Tempo di preparazione: 10 minuti

Tempo di cottura: 30 minuti

Porzioni: 2

Ingredienti:

- ½ libbra di carne di manzo, tritata
- 2 cucchiaini di peperoncino rosso in fiocchi
- 1 cucchiaio di salsa tamari
- 2 peperoni, tritati
- 1 cucchiaino di peperoncino in polvere
- 1 cucchiaio di olio di cocco
- Sale e pepe nero qb

Per il bok choy:

- 6 mazzi di bok choy, mondati e tritati
- 1 cucchiaino di zenzero, grattugiato
- Sale qb
- 1 cucchiaio di olio di cocco

Per le uova:

- 1 cucchiaio di olio di cocco
- 2 uova

Indicazioni:

1. Riscaldare una padella con 1 cucchiaio di olio di cocco a fuoco medio-alto, aggiungere la carne di manzo e i peperoni, mescolare e cuocere per 10 minuti.
2. Salate, pepate, la salsa tamari, i fiocchi di peperoncino e il peperoncino in polvere, mescolate, fate cuocere ancora per 4 minuti e togliete dal fuoco.
3. Riscaldare un'altra padella con 1 cucchiaio di olio a fuoco medio, aggiungere il bok choy, mescolare e cuocere per 3 minuti.
4. Salate e zenzero, mescolate, fate cuocere ancora per 2 minuti e togliete dal fuoco.
5. Riscaldare la terza padella con 1 cucchiaio di olio a fuoco medio, rompere le uova e friggerle.
6. Dividete la carne di manzo e i peperoni mescolati in 2 ciotole.
7. Dividere il bok choy e guarnire con le uova.

Godere!

Nutrizione: calorie 248, grassi 14, fibre 4, carboidrati 10, proteine 14

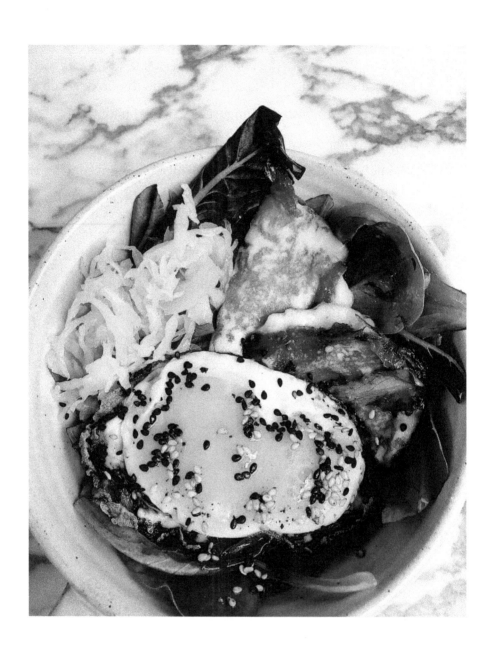

Deliziosa padella per la colazione

Sarà così gustoso!

Tempo di preparazione: 10 minuti

Tempo di cottura: 30 minuti

Porzioni: 4

Ingredienti:

- 8 once di funghi, tritati
- Sale e pepe nero qb
- 1 libbra di maiale, tritato
- 1 cucchiaio di olio di cocco
- ½ cucchiaino di aglio in polvere
- ½ cucchiaino di basilico essiccato
- 2 cucchiai di senape di Digione
- 2 zucchine, tritate

Indicazioni:

1. Riscaldare una padella con l'olio a fuoco medio-alto, aggiungere i funghi, mescolare e cuocere per 4 minuti.
2. Aggiungere le zucchine, sale e pepe, mescolare e cuocere per altri 4 minuti.

3. Aggiungere la carne di maiale, l'aglio in polvere, il basilico, altro sale e pepe, mescolare e cuocere fino a quando la carne è cotta.
4. Aggiungere la senape, mescolare, cuocere ancora per 3 minuti, dividere in ciotole e servire.

Godere!

Nutrizione: calorie 240, grassi 15, fibre 2, carboidrati 9, proteine 17

Deliziosa Quiche Di Salsiccia

È così incredibile! Devi farlo domani per colazione!

Tempo di preparazione: 10 minuti

Tempo di cottura: 40 minuti

Porzioni: 6

Ingredienti:

- 12 once di salsiccia di maiale, tritata
- Sale e pepe nero qb
- 2 cucchiaini di panna da montare
- 2 cucchiai di prezzemolo tritato
- 10 pomodorini misti, tagliati a metà
- 6 uova
- 2 cucchiai di parmigiano grattugiato
- 5 fette di melanzane

Indicazioni:

1. Distribuire i pezzi di salsiccia sul fondo di una pirofila.
2. Mettere sopra le fette di melanzane.
3. Aggiungi i pomodorini.
4. In una ciotola mescolate le uova con sale, pepe, panna e parmigiano e sbattete bene.

5. Versare questo nella teglia, introdurre in forno a 375 gradi F e infornare per 40 minuti.

6. Servite subito.

Godere!

Nutrizione: calorie 340, grassi 28, fibre 3, carboidrati 3, proteine 17

Piatto speciale per la colazione

Questa è una colazione chetogenica che vale la pena provare!

Tempo di preparazione: 10 minuti

Tempo di cottura: 40 minuti

Porzioni: 6

Ingredienti:

- 1 libbra di salsiccia, tritata
- 1 porro tritato
- 8 uova, sbattute
- ¼ di tazza di latte di cocco
- 6 gambi di asparagi, tritati
- 1 cucchiaio di aneto, tritato
- Sale e pepe nero qb
- ¼ di cucchiaino di aglio in polvere
- 1 cucchiaio di olio di cocco, sciolto

Indicazioni:

1. Riscaldare una padella a fuoco medio, aggiungere i pezzi di salsiccia e farli rosolare per qualche minuto.
2. Aggiungere gli asparagi e il porro, mescolare e cuocere per qualche minuto.

3. Nel frattempo, in una ciotola, mescolare le uova con sale, pepe, aneto, aglio in polvere e latte di cocco e frullare bene.

4. Versalo in una teglia unta con l'olio di cocco.

5. Aggiungere la salsiccia e le verdure sopra e frullare il tutto.

6. Introdurre in forno a 325 gradi F e infornare per 40 minuti.

7. Servire caldo.

Godere!

Nutrizione: calorie 340, grassi 12, fibre 3, carboidrati 8, proteine 23

Chorizo E Colazione Di Cavolfiore

Non serve essere un cuoco esperto per fare un'ottima colazione!

Prova questa prossima ricetta e divertiti!

Tempo di preparazione: 10 minuti

Tempo di cottura: 45 minuti

Porzioni: 4

Ingredienti:

- 1 libbra di chorizo, tritato
- 12 once di peperoncini verdi in scatola, tritati
- 1 cipolla gialla, tritata
- ½ cucchiaino di aglio in polvere
- Sale e pepe nero qb
- 1 testa di cavolfiore, fiori separati
- 4 uova sbattute
- 2 cucchiai di cipolle verdi, tritate

Indicazioni:

1. Riscaldare una padella a fuoco medio, aggiungere il chorizo e la cipolla, mescolare e far rosolare per qualche minuto.
2. Aggiungere i peperoncini verdi, mescolare, cuocere per qualche minuto e togliere dal fuoco.

3. Nel tuo robot da cucina mescola il cavolfiore con un po 'di sale e pepe e frulla.

4. Trasferiscilo in una ciotola, aggiungi le uova, il sale, il pepe e l'aglio in polvere e frusta il tutto.

5. Aggiungere anche il mix di chorizo, frullare di nuovo e trasferire il tutto su una teglia unta.

6. Cuocere in forno a 375 gradi F e infornare per 40 minuti.

7. Lasciar raffreddare la casseruola per qualche minuto, cospargere di cipolle verdi, affettare e servire.

Godere!

Nutrizione: calorie 350, grassi 12, fibre 4, carboidrati 6, proteine 20

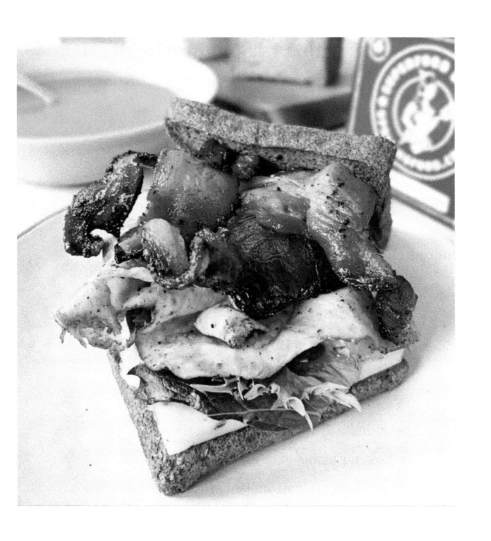

Casseruola Di Spaghetti Italiani

Prova oggi una colazione chetogenica italiana!

Tempo di preparazione: 10 minuti

Tempo di cottura: 55 minuti

Porzioni: 4

Ingredienti:

- 4 cucchiai di burro chiarificato
- 1 zucca, tagliata a metà
- Sale e pepe nero qb
- ½ tazza di pomodori, tritati
- 2 spicchi d'aglio, tritati
- 1 tazza di cipolla gialla, tritata
- ½ cucchiaino di condimento italiano
- 3 once di salame italiano, tritato
- ½ tazza di olive kalamata, tritate
- 4 uova
- Una manciata di prezzemolo tritato

Indicazioni:

1. Mettere le metà della zucca su una teglia foderata, condire con sale e pepe, spalmare sopra 1 cucchiaio di

42

burro chiarificato, introdurre in forno a 400 ° F e infornare per 45 minuti.

2. Nel frattempo scaldate una padella con il resto del burro chiarificato a fuoco medio, aggiungete l'aglio, le cipolle, il sale e il pepe, mescolate e fate cuocere per un paio di minuti.

3. Aggiungere il salame e i pomodori, mescolare e cuocere per 10 minuti.

4. Aggiungere le olive, mescolare e cuocere ancora per qualche minuto.

5. Sfornare le metà della zucca, raschiare la polpa con una forchetta e aggiungere il composto di salame nella padella.

6. Mescolare, fare 4 buchi nel composto, rompere un uovo in ciascuno, aggiustare di sale e pepe, introdurre la teglia in forno a 400 ° F e cuocere fino a quando le uova sono pronte.

7. Cospargere di prezzemolo e servire.

Godere!

Nutrizione: calorie 333, grassi 23, fibre 4, carboidrati 12, proteine 15

Semplice colazione porridge

Questo è semplicemente delizioso!

Tempo di preparazione: 5 minuti

Tempo di cottura: 10 minuti

Porzioni: 1

Ingredienti:

- 1 cucchiaino di cannella in polvere
- Un pizzico di noce moscata
- ½ tazza di mandorle, macinate
- 1 cucchiaino di stevia
- ¾ tazza di crema al cocco
- Un pizzico di cardamomo, macinato
- Un pizzico di chiodi di garofano, macinati

Indicazioni:

1. Riscaldare una padella a fuoco medio, aggiungere la crema di cocco e riscaldare per qualche minuto.
2. Aggiungere la stevia e le mandorle e mescolare bene per 5 minuti.
3. Aggiungere i chiodi di garofano, il cardamomo, la noce moscata e la cannella e mescolare bene.
4. Trasferire in una ciotola e servire caldo.

Godere!

Nutrizione: calorie 200, grassi 12, fibre 4, carboidrati 8, proteine 16

Delizioso Granola

Un muesli per la colazione chetogenica è l'idea migliore di sempre!

Tempo di preparazione: 10 minuti

Tempo di cottura: 0 minuti

Porzioni: 2

Ingredienti:

- 2 cucchiai di cioccolato, tritato
- 7 fragole, tritate
- Una spruzzata di succo di limone
- 2 cucchiai di noci pecan, tritate

Indicazioni:

1. In una ciotola, mescola il cioccolato con le fragole, le noci pecan e il succo di limone.
2. Mescolate e servite fredde.

Godere!

Nutrizione: calorie 200, grassi 5, fibre 4, carboidrati 7, proteine 8

Deliziosi Cereali Di Mandorle

È un ottimo modo per iniziare la giornata!

Tempo di preparazione: 5 minuti

Tempo di cottura: 0 minuti.

Porzioni: 1

Ingredienti:

- 2 cucchiai di mandorle tritate
- 2 cucchiai di pepita, arrostite
- 1/3 di tazza di latte di cocco
- 1 cucchiaio di semi di chia
- 1/3 di tazza d'acqua
- Una manciata di mirtilli
- 1 banana piccola, tritata

Indicazioni:

1. In una ciotola, mescolate i semi di chia con il latte di cocco e lasciate da parte per 5 minuti.
2. Nel tuo robot da cucina, mescola metà delle pepita con le mandorle e frulla bene.
3. Aggiungilo al mix di semi di chia.
4. Aggiungete anche l'acqua e mescolate.

5. Completare con il resto delle pepita, dei pezzi di banana e dei mirtilli e servire.

Godere!

Nutrizione: calorie 200, grassi 3, fibre 2, carboidrati 5, proteine 4

Ottima colazione ciotola

Sarai sorpreso! È fantastico!

Tempo di preparazione: 5 minuti

Tempo di cottura: 0 minuti

Porzioni: 1

Ingredienti:

- 1 cucchiaino di noci pecan, tritate
- 1 tazza di latte di cocco
- 1 cucchiaino di noci, tritate
- 1 cucchiaino di pistacchi tritati
- 1 cucchiaino di mandorle tritate
- 1 cucchiaino di pinoli, crudi
- 1 cucchiaino di semi di girasole, crudi
- 1 cucchiaino di miele grezzo
- 1 cucchiaino di pepita, cruda
- 2 cucchiaini di lamponi

Indicazioni:

1. In una ciotola, mescolate il latte con il miele e mescolate.
2. Aggiungere le noci pecan, le noci, le mandorle, i pistacchi, i semi di girasole, i pinoli e le pepite.

3. Mescolare, guarnire con i lamponi e servire.

Godere!

Nutrizione: calorie 100, grassi 2, fibre 4, carboidrati 5, proteine 6

Delizioso Pane Prima Colazione

Questa è un'idea per la colazione chetogenica che dovresti provare presto!

Tempo di preparazione: 10 minuti

Tempo di cottura: 3 minuti

Porzioni: 4

Ingredienti:

- ½ cucchiaino di lievito in polvere
- 1/3 di tazza di farina di mandorle
- 1 uovo, sbattuto
- Un pizzico di sale
- 2 cucchiai e mezzo di olio di cocco

Indicazioni:

1. Ungere una tazza con un po 'd'olio.
2. In una ciotola mescolate l'uovo con la farina, il sale, l'olio e il lievito e mescolate.
3. Versalo nella tazza e cuoci nel microonde per 3 minuti ad alta temperatura.
4. Lasciate raffreddare un po 'il pane, tirate fuori dalla tazza, affettate e servite con un bicchiere di latte di mandorle a colazione.

Godere!

Nutrizione: calorie 132, grassi 12, fibre 1, carboidrati 3, proteine 4

Muffin da colazione

Questi renderanno davvero la tua giornata molto più facile!

Tempo di preparazione: 10 minuti

Tempo di cottura: 30 minuti

Porzioni: 4

Ingredienti:

- ½ tazza di latte di mandorle
- 6 uova
- 1 cucchiaio di olio di cocco
- Sale e pepe nero qb
- ¼ di tazza di cavolo nero, tritato
- 8 fette di prosciutto
- ¼ di tazza di erba cipollina tritata

Indicazioni:

1. In una ciotola mescolate le uova con sale, pepe, latte, erba cipollina e cavolo nero e mescolate bene.
2. Ungere una teglia per muffin con olio di cocco sciolto, foderare con fette di prosciutto, versare le uova mescolate, introdurre in forno e infornare a 350 gradi per 30 minuti.

3. Trasferire i muffin su un vassoio e servire per
colazione.

Godere!

Nutrizione: calorie 140, grassi 3, fibre 1, carboidrati 3, proteine
10

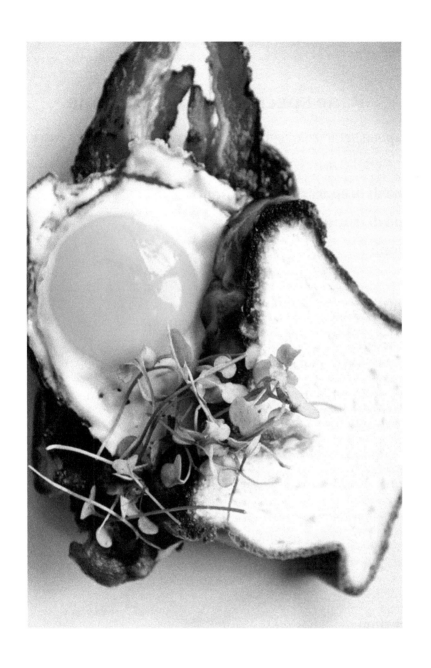

Pane speciale per la colazione

È un pane per la colazione chetogenico ricco di sostanze nutritive!

Tempo di preparazione: 10 minuti

Tempo di cottura: 25 minuti

Porzioni: 7

Ingredienti:

- 1 testa di cavolfiore, fiori separati
- Una manciata di prezzemolo tritato
- 1 tazza di spinaci, strappati
- 1 cipolla gialla piccola, tritata
- 1 cucchiaio di olio di cocco
- ½ tazza di noci pecan, macinate
- 3 uova
- 2 spicchi d'aglio, tritati
- Sale e pepe nero qb

Indicazioni:

1. Nel tuo robot da cucina, mescola le cimette di cavolfiore con un po 'di sale e pepe e frulla bene.

2. Scaldare una padella con l'olio a fuoco medio, aggiungere il cavolfiore, la cipolla, l'aglio un po 'di sale e pepe, mescolare e cuocere per 10 minuti.
3. In una ciotola, mescolare le uova con sale, pepe, prezzemolo, spinaci e noci e mescolare.
4. Aggiungere la miscela di cavolfiore e mescolare di nuovo bene.
5. Distribuire questo in 7 giri su una teglia, riscaldare il forno a 350 gradi F e cuocere per 15 minuti.
6. Servi questi gustosi pani a colazione.

Godere!

Nutrizione: calorie 140, grassi 3, fibre 3, carboidrati 4, proteine 8

Panino per la colazione

È un gustoso panino chetogenico per la colazione! Provalo presto!

Tempo di preparazione: 10 minuti

Tempo di cottura: 10 minuti

Porzioni: 1

Ingredienti:

- 2 uova
- Sale e pepe nero qb
- 2 cucchiai di burro chiarificato
- ¼ di libbra di salsiccia di maiale, tritata
- ¼ di tazza d'acqua
- 1 cucchiaio di guacamole

Indicazioni:

1. In una ciotola mescolare la salsiccia tritata con sale e pepe a piacere e mescolare bene.
2. Formare un tortino con questo mix e disporlo su una superficie di lavoro.
3. Riscaldare una padella con 1 cucchiaio di burro chiarificato a fuoco medio, aggiungere il tortino di

salsiccia, friggere per 3 minuti su ogni lato e trasferire su un piatto.

4. Rompi un uovo in 2 ciotole e sbatti un po 'con sale e pepe.

5. Riscalda una padella con il resto del burro chiarificato a fuoco medio-alto, metti 2 stampini per biscotti che hai precedentemente unto con un po 'di burro chiarificato nella padella e versa un uovo in ciascuno.

6. Aggiungere l'acqua nella padella, abbassare la fiamma, coprire la padella e cuocere le uova per 3 minuti.

7. Trasferire questi "panini" all'uovo su carta assorbente e scolare il grasso.

8. Mettere il tortino di salsiccia su un panino all'uovo, cospargere di guacamole e guarnire con l'altro panino all'uovo.

Godere!

Nutrizione: calorie 200, grassi 4, fibre 6, carboidrati 5, proteine 10

Muffin Deliziosi Del Pollo Della Colazione

È una gustosa colazione chetogenica che puoi provare oggi!

Tempo di preparazione: 10 minuti

Tempo di cottura: 1 ora

Porzioni: 3

Ingredienti:

- ¾ petto di pollo in libbra, disossato
- Sale e pepe nero qb
- ½ cucchiaino di aglio in polvere
- 3 cucchiai di salsa piccante mescolata con 3 cucchiai di olio di cocco sciolto
- 6 uova
- 2 cucchiai di cipolle verdi, tritate

Indicazioni:

1. Condire il petto di pollo con sale, pepe e aglio in polvere, disporlo su una teglia foderata e cuocere in forno a 425 gradi per 25 minuti.
2. Trasferire il petto di pollo in una ciotola, sminuzzare con una forchetta e mescolare con metà della salsa piccante e l'olio di cocco sciolto.

3. Mescola per ricoprire e lascia da parte per ora.

4. In una ciotola mescolate le uova con sale, pepe, le cipolle verdi e il resto della salsa piccante mescolata con olio e frullate molto bene.

5. Dividere questo mix in una teglia per muffin, guarnire ciascuno con pollo sminuzzato, introdurre in forno a 350 gradi F e cuocere per 30 minuti.

6. Servi i tuoi muffin caldi.

Godere!

Nutrizione: calorie 140, grassi 8, fibre 1, carboidrati 2, proteine 13

Deliziosi Biscotti Alle Erbe

*Prova subito questi salutari biscotti per la colazione al keto! Sono
così deliziosi!*

Tempo di preparazione: 10 minuti

Tempo di cottura: 15 minuti

Porzioni: 6

Ingredienti:

- 6 cucchiai di olio di cocco
- 6 cucchiai di farina di cocco
- 2 spicchi d'aglio, tritati
- ¼ di tazza di cipolla gialla, tritata
- 2 uova
- Sale e pepe nero qb
- 1 cucchiaio di prezzemolo tritato
- 2 cucchiai di latte di cocco
- ½ cucchiaino di aceto di mele
- ¼ di cucchiaino di bicarbonato di sodio

Indicazioni:

1. In una ciotola mescolate la farina di cocco con le uova, l'olio, l'aglio, la cipolla, il latte di cocco, il prezzemolo, il sale e il pepe e mescolate bene.
2. In una ciotola, mescolate l'aceto con il bicarbonato di sodio, mescolate bene e aggiungete alla pastella.
3. Versare un cucchiaio di questa pastella su teglie foderate e formare dei cerchi.
4. Introdurre in forno a 350 gradi F e infornare per 15 minuti.
5. Servi questi biscotti a colazione.

Godere!

Nutrizione: calorie 140, grassi 6, fibre 2, carboidrati 10, proteine 12

Muffin di avocado

Se ti piacciono le ricette di avocado, dovresti davvero provare questo prossimo presto!

Tempo di preparazione: 10 minuti

Tempo di cottura: 20 minuti

Porzioni: 12

Ingredienti:

- 4 uova
- 6 fette di pancetta, tritate
- 1 cipolla gialla, tritata
- 1 tazza di latte di cocco
- 2 tazze di avocado, snocciolate, sbucciate e tritate
- Sale e pepe nero qb
- ½ cucchiaino di bicarbonato di sodio
- ½ tazza di farina di cocco

Indicazioni:

1. Scaldare una padella a fuoco medio, aggiungere la cipolla e la pancetta, mescolare e far rosolare per qualche minuto.

2. In una ciotola schiacciare i pezzi di avocado con una forchetta e sbattere bene con le uova.

3. Aggiungere il latte, il sale, il pepe, il bicarbonato di sodio e la farina di cocco e mescolare il tutto.

4. Aggiungere il mix di pancetta e mescolare di nuovo.

5. Ungere una teglia per muffin con l'olio di cocco, dividere le uova e il mix di avocado nella teglia, introdurre in forno a 350 gradi F e infornare per 20 minuti.

6. Dividi i muffin tra i piatti e servili a colazione.

Godere!

Nutrizione: calorie 200, grassi 7, fibre 4, carboidrati 7, proteine 5

Focaccine Della Prima Colazione Del Limone E Della Pancetta

Siamo sicuri che non hai mai provato qualcosa di simile prima! È una colazione keto perfetta!

Tempo di preparazione: 10 minuti

Tempo di cottura: 20 minuti

Porzioni: 12

Ingredienti:

- 1 tazza di pancetta, tritata finemente
- Sale e pepe nero qb
- ½ tazza di burro chiarificato, sciolto
- 3 tazze di farina di mandorle
- 1 cucchiaino di bicarbonato di sodio
- 4 uova
- 2 cucchiaini di timo al limone

Indicazioni:

1. In una ciotola, mescolare la farina con il bicarbonato di sodio e le uova e mescolare bene.

2. Aggiungere burro chiarificato, timo limone, pancetta, sale e pepe e frullare bene.
3. Dividetelo in una teglia da muffin foderata, mettete in forno a 350 gradi F e infornate per 20 minuti.
4. Lasciate raffreddare un po 'i muffin, divideteli tra i piatti e serviteli.

Godere!

Nutrizione: calorie 213, grassi 7, fibre 2, carboidrati 9, proteine 8

Focaccine Di Origano E Formaggio

D'ora in poi ti faremo amare i muffin al keto!

Tempo di preparazione: 10 minuti

Tempo di cottura: 25 minuti

Porzioni: 6

Ingredienti:

- 2 cucchiai di olio d'oliva
- 1 uovo
- 2 cucchiai di parmigiano
- ½ cucchiaino di origano essiccato
- 1 tazza di farina di mandorle
- ¼ di cucchiaino di bicarbonato di sodio
- Sale e pepe nero qb
- ½ tazza di latte di cocco
- 1 tazza di formaggio cheddar, grattugiato

Indicazioni:

1. In una ciotola mescolate la farina con l'origano, il sale, il pepe, il parmigiano e il bicarbonato di sodio e mescolate.

2. In un'altra ciotola, mescola il latte di cocco con l'uovo e l'olio d'oliva e mescola bene.

3. Unisci le 2 miscele e frusta bene.

4. Aggiungere il formaggio cheddar, mescolare, versare questo un vassoio per muffin foderato, introdurre in forno a 350 gradi F per 25 minuti.

5. Lasciate raffreddare i muffin per qualche minuto, divideteli tra i piatti e servite.

Godere!

Nutrizione: calorie 160, grassi 3, fibre 2, carboidrati 6, proteine 10

Deliziosa Prima Colazione Di Tacchino

Prova una colazione di tacchino chetogenica per cambiare!

Tempo di preparazione: 10 minuti

Tempo di cottura: 20 minuti

Porzioni: 1

Ingredienti:

- 2 fette di avocado
- Sale e pepe nero
- 2 pancetta affettata
- 2 fette di petto di tacchino, già cotte
- 2 cucchiai di olio di cocco
- 2 uova sbattute

Indicazioni:

1. Scaldare una padella a fuoco medio, aggiungere le fette di pancetta e farle rosolare per qualche minuto.
2. Nel frattempo scaldate un'altra padella con l'olio a fuoco medio, aggiungete le uova, il sale e il pepe e fatele strapazzare.
3. Dividere le fette di petto di tacchino in 2 piatti.
4. Dividi le uova strapazzate su ciascuna.

5. Dividete anche le fette di pancetta e le fette di avocado e servite.

Godere!

Nutrizione: calorie 135, grassi 7, fibre 2, carboidrati 4, proteine 10

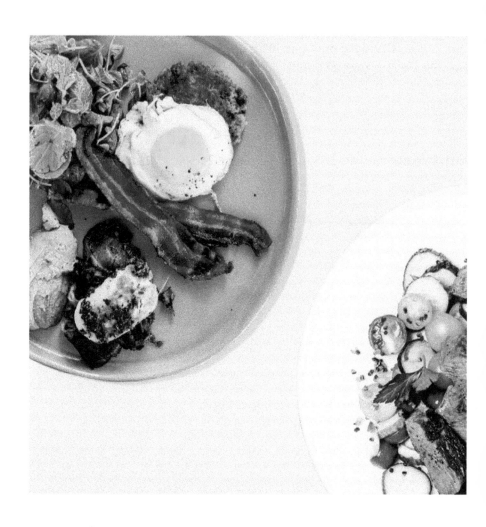

Burrito incredibile

Puoi mangiare un burrito a colazione? Certo che puoi!

Tempo di preparazione: 10 minuti

Tempo di cottura: 16 minuti

Porzioni: 1

Ingredienti:

- 1 cucchiaino di olio di cocco
- 1 cucchiaino di aglio in polvere
- 1 cucchiaino di cumino, macinato
- ¼ di libbra di carne di manzo, macinata
- 1 cucchiaino di paprika dolce
- 1 cucchiaino di cipolla in polvere
- 1 cipolla rossa piccola, tagliata a julienne
- 1 cucchiaino di coriandolo tritato
- Sale e pepe nero qb
- 3 uova

Indicazioni:

1. Riscaldare una padella a fuoco medio, aggiungere la carne di manzo e far rosolare per qualche minuto.

2. Aggiungere sale, pepe, cumino, aglio e cipolla in polvere e paprika, mescolare, cuocere per altri 4 minuti e togliere dal fuoco.

3. In una ciotola mescolate le uova con sale e pepe e sbattete bene.

4. Riscaldare una padella con l'olio a fuoco medio, aggiungere l'uovo, distribuire uniformemente e cuocere per 6 minuti.

5. Trasferisci il tuo burrito all'uovo in un piatto, dividi il mix di manzo, aggiungi cipolla e coriandolo, arrotola e servi.

Godere!

Nutrizione: calorie 280, grassi 12, fibre 4, carboidrati 7, proteine 14

Incredibile colazione hash

Questo hashish per la colazione è giusto per te!

Tempo di preparazione: 10 minuti

Tempo di cottura: 16 minuti

Porzioni: 2

Ingredienti:

- 1 cucchiaio di olio di cocco
- 2 spicchi d'aglio, tritati
- ½ tazza di brodo di manzo
- Sale e pepe nero qb
- 1 cipolla gialla, tritata
- 2 tazze di carne in scatola, tritata
- 1 libbra di ravanelli, tagliati in quarti

Indicazioni:

1. Riscaldare una padella con l'olio a fuoco medio-alto, aggiungere la cipolla, mescolare e cuocere per 4 minuti.
2. Aggiungere i ravanelli, mescolare e cuocere per 5 minuti.
3. Aggiungere l'aglio, mescolare e cuocere ancora per 1 minuto.

4. Aggiungere brodo, carne di manzo, sale e pepe, mescolare, cuocere per 5 minuti, togliere dal fuoco e servire.

Godere!

Nutrizione: calorie 240, grassi 7, fibre 3, carboidrati 12, proteine 8

Hamburger speciali per il pranzo

Questi hamburger sono davvero qualcosa di molto speciale!

Tempo di preparazione: 10 minuti

Tempo di cottura: 25 minuti

Porzioni: 8

Ingredienti:

- 1 libbra di petto, macinato
- 1 libbra di manzo, macinata
- Sale e pepe nero qb
- 8 fette di burro
- 1 cucchiaio di aglio, tritato
- 1 cucchiaio di condimento italiano
- 2 cucchiai di maionese
- 1 cucchiaio di burro chiarificato
- 2 cucchiai di olio d'oliva
- 1 cipolla gialla, tritata
- 1 cucchiaio di acqua

Indicazioni:

1. In una ciotola, mescolare il petto di manzo, sale, pepe, condimento italiano, aglio e maionese e mescolare bene.
2. Forma 8 tortini e fai una tasca in ciascuno.
3. Farcire ogni hamburger con una fetta di burro e sigillare.
4. Riscaldare una padella con l'olio d'oliva a fuoco medio, aggiungere le cipolle, mescolare e cuocere per 2 minuti.
5. Aggiungete l'acqua, mescolate e raccoglietele nell'angolo della padella.
6. Mettere gli hamburger nella padella con le cipolle e cuocerli a fuoco medio-basso per 10 minuti.
7. Girali, aggiungi il burro chiarificato e cuocili per altri 10 minuti.
8. Dividi gli hamburger sui panini e servili con cipolle caramellate sopra.

Godere!

Nutrizione: calorie 180, grassi 8, fibre 1, carboidrati 4, proteine 20

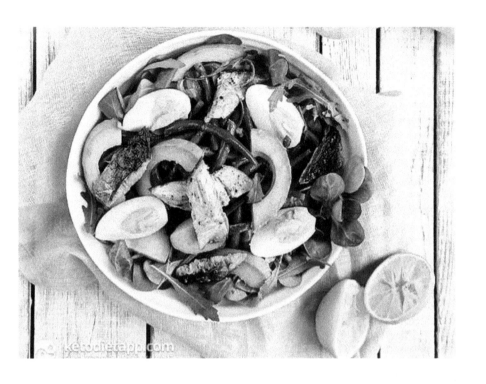

Hamburger diverso

servite questo hamburger con la salsa che vi consigliamo e buon appetito!

Tempo di preparazione: 10 minuti

Tempo di cottura: 30 minuti

Porzioni: 4

Ingredienti:

Per la salsa:

- 4 peperoncini, tritati
- 1 tazza d'acqua
- 1 tazza di burro di mandorle
- 1 cucchiaino di sterzata
- 6 cucchiai di cocco aminos
- 4 spicchi d'aglio, tritati
- 1 cucchiaio di aceto di riso

Per gli hamburger:

- 4 fette di formaggio pepper jack
- 1 kg e mezzo di manzo, macinato
- 1 cipolla rossa, affettata
- 8 fette di pancetta

- 8 foglie di lattuga
- Sale e pepe nero qb

Indicazioni:

1. Riscaldare una padella con il burro di mandorle a fuoco medio.

2. Aggiungere l'acqua, mescolare bene e portare a ebollizione.

3. Aggiungere gli aminoacidi al cocco e mescolare bene.

4. Nel tuo robot da cucina, mescola i peperoncini con l'aglio, lo sterzo e l'aceto e mescola bene.

5. Aggiungere questo al composto di burro di mandorle, mescolare bene, togliere dal fuoco e lasciare da parte per ora.

6. In una ciotola, mescolare la carne di manzo con sale e pepe, mescolare e formare 4 polpette.

7. Mettili in una padella, introdurli nella griglia preriscaldata e cuocere per 7 minuti.

8. Gira gli hamburger e cuocili alla griglia per altri 7 minuti.

9. Mettere le fette di formaggio sugli hamburger, introdurre nella griglia e cuocere per altri 4 minuti.

10. Riscaldare una padella a fuoco medio, aggiungere le fette di pancetta e friggerle per un paio di minuti.

11.Posizionare 2 foglie di lattuga su un piatto, aggiungere 1 hamburger sopra, poi 1 fetta di cipolla e 1 fetta di pancetta e guarnire con un po 'di salsa al burro di mandorle.

12. Ripetere con il resto delle foglie di lattuga, gli hamburger, la cipolla, la pancetta e la salsa.

Godere!

Nutrizione: calorie 700, grassi 56, fibre 10, carboidrati 7, proteine 40

Delizioso Piatto Di Zucchine

È facile da realizzare e molto leggero! Prova presto questo piatto per il pranzo!

Tempo di preparazione: 10 minuti

Tempo di cottura: 5 minuti

Porzioni: 1

Ingredienti:

- 1 cucchiaio di olio d'oliva
- 3 cucchiai di burro chiarificato
- 2 tazze di zucchine, tagliate con uno spiralizer
- 1 cucchiaino di fiocchi di peperone rosso
- 1 cucchiaio di aglio, tritato
- 1 cucchiaio di peperone rosso, tritato
- Sale e pepe nero qb
- 1 cucchiaio di basilico tritato
- ¼ di tazza di formaggio Asiago, a fettine
- ¼ di tazza di parmigiano, grattugiato

Indicazioni:

1. Riscaldare una padella con l'olio e il burro chiarificato a fuoco medio, aggiungere l'aglio, il peperone e le scaglie di peperone, mescolare e cuocere per 1 minuto.
2. Aggiungere le tagliatelle di zucchine, mescolare e cuocere per altri 2 minuti.
3. Aggiungere il basilico, il parmigiano, il sale e il pepe, mescolare e cuocere ancora per qualche secondo.
4. Togliete dal fuoco, trasferite in una ciotola e servite a pranzo con sopra il formaggio Asiago.

Godere!

Nutrizione: calorie 140, grassi 3, fibre 1, carboidrati 1,3, proteine 5

Pancetta E Zucchini Insalata Di Tagliatelle

È così rinfrescante e salutare! Adoriamo questa insalata!

Tempo di preparazione: 10 minuti

Tempo di cottura: 0 minuti

Porzioni: 2

Ingredienti:

- 1 tazza di spinaci baby
- 4 tazze di spaghetti di zucchine
- 1/3 di tazza di formaggio bleu, sbriciolato
- Condimento di formaggio spesso 1/3 di tazza
- ½ tazza di pancetta, cotta e sbriciolata
- Pepe nero al gusto

Indicazioni:

1. In un'insalatiera, mescolare gli spinaci con le tagliatelle di zucchine, la pancetta e il formaggio bleu e mescolare.
2. Aggiungere il condimento di formaggio e il pepe nero al gusto, mescolare bene per ricoprire, dividere in 2 ciotole e servire.

Godere!

Nutrizione: calorie 200, grassi 14, fibre 4, carboidrati 2, proteine 10

Insalata di pollo incredibile

La migliore insalata di pollo che potresti assaggiare è ora disponibile per te!

Tempo di preparazione: 10 minuti

Tempo di cottura: 0 minuti

Porzioni: 3

Ingredienti:

- 1 cipolla verde, tritata
- 1 costa di sedano, tritata
- 1 uovo, sodo, sbucciato e tritato
- 5 once di petto di pollo, arrosto e tritato
- 2 cucchiai di prezzemolo tritato
- ½ cucchiai di salsa all'aneto
- Sale e pepe nero qb
- 1/3 di tazza di maionese
- Un pizzico di aglio granulato
- 1 cucchiaino di senape

Indicazioni:

1. Nel tuo robot da cucina, mescola il prezzemolo con la cipolla e il sedano e frulla bene.

2. Trasferiscili in una ciotola e lasciali da parte per ora.

3. Metti la carne di pollo nel tuo robot da cucina, mescola bene e aggiungi nella ciotola con le verdure.

4. Aggiungere i pezzi di uovo, sale e pepe e mescolare.

5. Aggiungere anche senape, maionese, salsa di aneto e aglio granulato, mescolare per ricoprire e servire subito.

Godere!

Nutrizione: calorie 283, grassi 23, fibre 5, carboidrati 3, proteine 12

Insalata di bistecca incredibile

Se non hai voglia di un'insalata di pollo chetogenica, prova invece una bistecca!

Tempo di preparazione: 10 minuti

Tempo di cottura: 20 minuti

Porzioni: 4

Ingredienti:

- 1 bistecca e ½ libbra, tagliata a fettine sottili
- 3 cucchiai di olio di avocado
- Sale e pepe nero qb
- ¼ di tazza di aceto balsamico
- 6 once di cipolla dolce, tritata
- 1 cespo di lattuga, tritata
- 2 spicchi d'aglio, tritati
- 4 once di funghi, affettati
- 1 avocado, snocciolato, sbucciato e affettato
- 3 once di pomodori secchi, tritati
- 1 peperone giallo, affettato
- 1 peperone arancione, affettato
- 1 cucchiaino di condimento italiano

- 1 cucchiaino di fiocchi di peperone rosso
- 1 cucchiaino di cipolla in polvere

Indicazioni:

1. In una ciotola, mescolare i pezzi di bistecca con un po 'di sale, pepe e aceto balsamico, mescolare per ricoprire e lasciare da parte per ora.

2. Riscaldare una padella con l'olio di avocado a fuoco medio-basso, aggiungere i funghi, l'aglio, il sale, il pepe e la cipolla, mescolare e cuocere per 20 minuti.

3. In una ciotola, mescolare le foglie di lattuga con il peperone giallo e arancione, i pomodori secchi e l'avocado e mescolare.

4. Condire i pezzi di bistecca con cipolla in polvere, fiocchi di pepe e condimento italiano.

5. Mettere i pezzi di bistecca in una padella alla griglia, introdurre nella griglia preriscaldata e cuocere per 5 minuti.

6. Dividere i pezzi di bistecca sui piatti, aggiungere la lattuga e l'insalata di avocado a lato e guarnire il tutto con una miscela di cipolle e funghi.

Godere!

Nutrizione: calorie 435, grassi 23, fibre 7, carboidrati 10, proteine 35

Insalata di finocchi e pollo

Prova ogni giorno un'insalata per il pranzo diversa! Oggi vi

suggeriamo di provare questa delizia di finocchi e pollo!

Tempo di preparazione: 10 minuti

Tempo di cottura: 0 minuti

Porzioni: 4

Ingredienti:

- 3 petti di pollo, disossati, senza pelle, cotti e tritati
- 2 cucchiai di olio di noci
- ¼ di tazza di noci tostate e tritate
- 1 tazza e ½ di finocchio, tritato
- 2 cucchiai di succo di limone
- ¼ di tazza di maionese
- 2 cucchiai di foglie di finocchio tritate
- Sale e pepe nero qb
- Un pizzico di pepe di Caienna

Indicazioni:

1. In una ciotola, mescolate il finocchio con il pollo e le noci e mescolate.

2. In un'altra ciotola, mescolare la maionese con sale, pepe, foglie di finocchio, olio di noci, succo di limone, pepe di Caienna e aglio e mescolare bene.
3. Versatela sul composto di pollo e finocchi, mescolate per ricoprire bene e tenete in frigo fino al momento di servire.

Godere!

Nutrizione: calorie 200, grassi 10, fibre 1, carboidrati 3, proteine 7

Avocado ripieno facile

è così facile da preparare per il pranzo!

Tempo di preparazione: 10 minuti

Tempo di cottura: 0 minuti

Porzioni: 1

Ingredienti:

- 1 avocado
- 4 once di sarde in scatola, scolate
- 1 cipollotto tritato
- 1 cucchiaio di maionese
- 1 cucchiaio di succo di limone
- Sale e pepe nero qb
- ¼ di cucchiaino di curcuma in polvere

Indicazioni:

1. Tagliare a metà l'avocado, raccogliere la polpa e metterla in una ciotola.

2. Schiacciare con una forchetta e mescolare con le sarde.

3. Schiaccia ancora con la forchetta e mescola con cipolla, succo di limone, curcuma in polvere, sale, pepe e maionese.

4. Mescola tutto e dividi a metà avocado.

5. Servire subito a pranzo.

Godere!

Nutrizione: calorie 230, grassi 34, fibre 12, carboidrati 5, proteine 27

Insalata Di Pollo Al Pesto

La combinazione è assolutamente deliziosa! Dovresti provarlo!

Tempo di preparazione: 10 minuti

Tempo di cottura: 0 minuti

Porzioni: 4

Ingredienti:

- 1 libbra di carne di pollo, cotta e tagliata a cubetti
- Sale e pepe nero qb
- 10 pomodorini, tagliati a metà
- 6 fette di pancetta, cotte e sbriciolate
- ¼ di tazza di maionese
- 1 avocado, snocciolato, sbucciato e tagliato a cubetti
- 2 cucchiai di pesto all'aglio

Indicazioni:

1. In un'insalatiera, mescolare il pollo con pancetta, avocado, pomodori, sale e pepe e mescolare.

2. Aggiungere la maionese e il pesto all'aglio, mescolare bene per ricoprire e servire.

Godere!

Nutrizione: calorie 357, grassi 23, fibre 5, carboidrati 3, proteine 26

Gustosa insalata di pranzo

È delizioso e lo adorerai una volta provato!

Tempo di preparazione: 10 minuti

Tempo di cottura: 10 minuti

Porzioni: 1

Ingredienti:

- 4 once di bistecca di manzo
- 2 tazze di foglie di lattuga, sminuzzate
- Sale e pepe nero qb
- Spray da cucina
- 2 cucchiai di coriandolo tritato
- 2 ravanelli, affettati
- 1/3 di tazza di cavolo rosso, sminuzzato
- 3 cucchiai di salsa chimichurri in barattolo
- 1 cucchiaio di condimento per insalata

Per il condimento dell'insalata:

- 3 spicchi d'aglio, tritati
- ½ cucchiaino di salsa Worcestershire
- 1 cucchiaio di senape
- ½ tazza di aceto di mele

- ¼ di tazza d'acqua
- ½ tazza di olio d'oliva
- ¼ di cucchiaino di salsa Tabasco
- Sale e pepe nero qb

Indicazioni:

1. In una ciotola, mescolate gli spicchi d'aglio con la salsa Worcestershire, la senape, l'aceto di sidro, l'acqua, l'olio d'oliva, il sale, il pepe e la salsa Tabasco, sbattete bene e lasciate da parte per ora.

2. Riscaldare la griglia della cucina a fuoco medio-alto, spruzzare olio da cucina, aggiungere la bistecca, condire con sale e pepe, cuocere per 4 minuti, capovolgere, cuocere per altri 4 minuti, togliere dal fuoco, lasciare raffreddare e tagliare a pezzi. strisce sottili.

3. In un'insalatiera, mescolare la lattuga con il coriandolo, il cavolo, i ravanelli, la salsa chimichurri e le strisce di bistecca.

4. Aggiungere 1 cucchiaio di condimento per insalata, mescolare bene e servire subito.

Godere!

Nutrizione: calorie 456, grassi 32, fibre 2, carboidrati 6, proteine 30

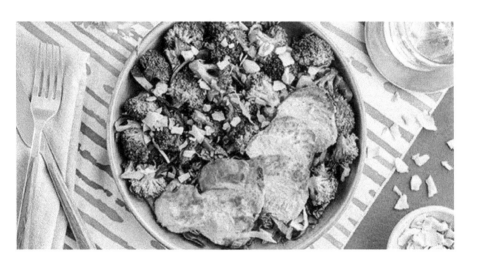

Torte di granchio facili per il pranzo

Prova queste torte di granchio a pranzo! Non te ne pentirai!

Tempo di preparazione: 10 minuti

Tempo di cottura: 12 minuti

Porzioni: 6

Ingredienti:

- 1 libbra di polpa di granchio
- ¼ di tazza di prezzemolo tritato
- Sale e pepe nero qb
- 2 cipolle verdi, tritate
- ¼ di tazza di coriandolo, tritato
- 1 cucchiaino di peperoncino jalapeño, tritato
- 1 cucchiaino di succo di limone
- 1 cucchiaino di salsa Worcestershire
- 1 cucchiaino di condimento alla vecchiaia
- ½ cucchiaino di senape in polvere
- ½ tazza di maionese
- 1 uovo
- 2 cucchiai di olio d'oliva

Indicazioni:

1. In una grande ciotola mescolare la polpa di granchio con sale, pepe, prezzemolo, cipolle verdi, coriandolo, jalapeño, succo di limone, condimento all'antica, senape in polvere e salsa Worcestershire e mescolare molto bene.

2. In un'altra ciotola mescolare l'uovo con la maionese e la frusta.

3. Aggiungere questo al mix di polpa di granchio e mescolare tutto.

4. Formare 6 polpette da questa miscela e disporle su un piatto.

5. Riscaldare una padella con l'olio a fuoco medio alto, aggiungere 3 torte di granchio, cuocere per 3 minuti, capovolgere, cuocere per altri 3 minuti e trasferire su carta assorbente.

6. Ripetere con le altre 3 torte di granchio, scolare il grasso in eccesso e servire per il pranzo.

Godere!

Nutrizione: calorie 254, grassi 17, fibre 1, carboidrati 1, proteine 20

Muffin facili per il pranzo

Questi muffin arriveranno davvero alla tua anima!

Tempo di preparazione: 10 minuti

Tempo di cottura: 45 minuti

Porzioni: 13

Ingredienti:

- 6 tuorli d'uovo
- 2 cucchiai di cocco aminos
- ½ libbra di funghi
- ¾ tazza di farina di cocco
- 1 libbra di manzo, macinata
- Sale qb

Indicazioni:

1. Nel tuo robot da cucina, mescola i funghi con sale, aminos di cocco e tuorli d'uovo e mescola bene.

2. In una ciotola, mescolare la carne di manzo con un po 'di sale e mescolare.

3. Aggiungere il mix di funghi alla carne di manzo e mescolare il tutto.

104

4. Aggiungere la farina di cocco e mescolare di nuovo.

5. Dividetelo in 13 pirottini, metteteli in forno a 350 gradi e cuocete per 45 minuti.

6. Servili a pranzo!

Godere!

Nutrizione: calorie 160, grassi 10, fibre 3, carboidrati 1, proteine 12

Pork Pie Pranzo

Questo è qualcosa che brami da molto tempo! Non preoccuparti! È un'idea cheto!

Tempo di preparazione: 10 minuti

Tempo di cottura: 50 minuti

Porzioni: 6

Ingredienti:

Per la crosta di torta:

- 2 tazze di ciccioli
- ¼ di tazza di farina di lino
- 1 tazza di farina di mandorle
- 2 uova
- Un pizzico di sale

Per il ripieno:

- 1 tazza di formaggio cheddar, grattugiato
- 4 uova
- 12 once di lonza di maiale, tritata
- 6 fette di pancetta
- ½ tazza di crema di formaggio
- 1 cipolla rossa, tritata

- ¼ di tazza di erba cipollina tritata
- 2 spicchi d'aglio, tritati
- Sale e pepe nero qb
- 2 cucchiai di burro chiarificato

Indicazioni:

1. Nel tuo robot da cucina, mescola i ciccioli con la farina di mandorle, la farina di lino, 2 uova e il sale e frulla fino ad ottenere un impasto.

2. Trasferitela in una tortiera e premetela bene sul fondo.

3. Introdurre in forno a 350 gradi F e cuocere per 15 minuti.

4. Nel frattempo scaldare una padella con il burro chiarificato a fuoco medio alto, aggiungere l'aglio e la cipolla, mescolare e cuocere per 5 minuti.

5. Aggiungere la pancetta, mescolare e cuocere per 5 minuti.

6. Aggiungere la lonza di maiale, cuocere finché non diventa marrone su tutti i lati e togliere dal fuoco.

7. In una ciotola, mescolare le uova con sale, pepe, formaggio cheddar e crema di formaggio e mescolare bene.

8. Aggiungere l'erba cipollina e mescolare di nuovo.

9. Distribuire la carne di maiale nella tortiera, aggiungere le uova mescolate, introdurre in forno a 350 gradi F e cuocere per 25 minuti.

10. Lasciate raffreddare la torta per un paio di minuti e servite.

Godere!

Nutrizione: calorie 455, grassi 34, fibre 3, carboidrati 3, proteine 33

Deliziosa zuppa di pranzo

Potresti finire per adorare questa zuppa! Provalo almeno una volta!

Tempo di preparazione: 10 minuti

Tempo di cottura: 4 ore

Porzioni: 4

Ingredienti:

- Cosce di pollo da 1 libbra, senza pelle e disossate
- 10 once di pomodori in scatola, tritati
- 1 tazza di brodo di pollo
- 8 once di crema di formaggio
- Succo di 1 lime
- Sale e pepe nero qb
- 1 peperoncino jalapeño, tritato
- 1 cipolla gialla, tritata
- 2 cucchiai di coriandolo tritato
- 1 spicchio d'aglio, tritato
- Formaggio cheddar, sminuzzato per servire
- Spicchi di lime per servire

Indicazioni:

1. Nella pentola di coccio, mescolare il pollo con i pomodori, il brodo, il formaggio spalmabile, il sale, il pepe, il succo di lime, il jalapeño, la cipolla, l'aglio e il coriandolo, mescolare, coprire e cuocere a fiamma alta per 4 ore.

2. Scoprire la pentola, sminuzzare la carne nella pentola, dividerla in ciotole e servire con formaggio cheddar in cima e spicchi di lime a lato.

Godere!

Nutrizione: calorie 300, grassi 5, fibre 6, carboidrati 3, proteine 26

Deliziosa Zuppa Di Cocco

Prova subito questa zuppa di cocco chetogenica! Tutti lo adoreranno!

Tempo di preparazione: 10 minuti

Tempo di cottura: 30 minuti

Porzioni: 2

Ingredienti:

- 4 tazze di brodo di pollo
- 3 foglie di lime
- 1 tazza e ½ di latte di cocco
- 1 cucchiaino di citronella, essiccata
- 1 tazza di coriandolo, tritato
- 1 pollice di zenzero, grattugiato
- 4 peperoncini tailandesi, essiccati e tritati
- Sale e pepe nero qb
- 4 once di gamberetti, crudi, pelati e puliti
- 2 cucchiai di cipolla rossa, tritata
- 1 cucchiaio di olio di cocco
- 2 cucchiai di funghi, tritati
- 1 cucchiaio di salsa di pesce

- 1 cucchiaio di coriandolo tritato
- Succo di 1 lime

Indicazioni:

1. In una pentola, mescolare il brodo di pollo con latte di cocco, foglie di lime, citronella, peperoncini thailandesi, 1 tazza di coriandolo, zenzero, sale e pepe, mescolare, portare a ebollizione a fuoco medio, cuocere per 20 minuti, filtrare e tornare a pentola.

2. Riscaldare di nuovo la zuppa a fuoco medio, aggiungere l'olio di cocco, i gamberi, la salsa di pesce, i funghi e le cipolle, mescolare e cuocere per altri 10 minuti.

3. Aggiungere il succo di lime e 1 cucchiaio di coriandolo, mescolare, versare in ciotole e servire per pranzo!

Godere!

Nutrizione: calorie 450, grassi 34, fibre 4, carboidrati 8, proteine 12

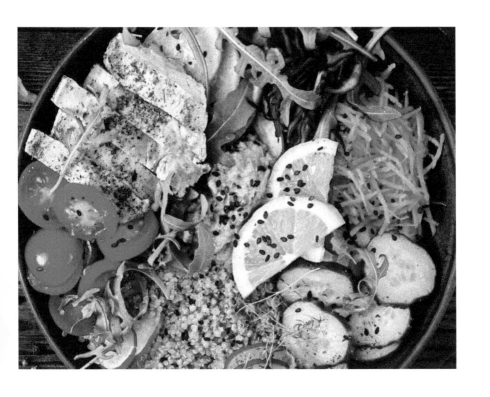

Lightning Source UK Ltd.
Milton Keynes UK
UKHW021126110521
383520UK00001B/120